D'UNE TUMEUR PÉRINÉALE

DÉPENDANT DE

L'INFILTRATION LENTE DE L'URINE

PAR

Le Dr Paul SATRE.

PARIS
A. PARENT, IMPRIMEUR DE LA FACULTÉ DE MÉDECINE
RUE MONSIEUR-LE-PRINCE, 29 ET 31

1874

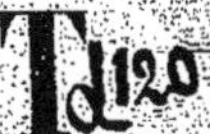

D'UNE

TUMEUR PÉRINÉALE

DÉPENDANT DE

L'INFILTRATION LENTE DE L'URINE

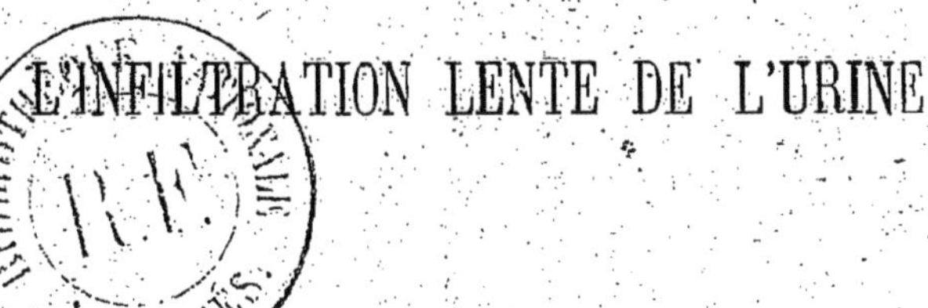

PAR

Le Dr Paul SATRE.

PARIS
A. PARENT, IMPRIMEUR DE LA FACULTÉ DE MÉDECINE
RUE MONSIEUR-LE-PRINCE, 29 ET 31

1874

A MON PÈRE, A MA MÈRE

Témoignage d'amour, de respect et de reconnaissance.

A MA TANTE ANAÏS MÉNEROUD

ET

A MON ONCLE ANTOINE MÉNEROUD.

Vive et sincère affection.

A MES AMIS

A M. ROBIN,

Professeur honoraire de clinique médicale à l'Ecole de médecine de Grenoble.

A MES MAITRES DE L'ÉCOLE DE MÉDECINE DE GRENOBLE.

A LA MÉMOIRE

DU PROFESSEUR DENONVILLIERS.

A M. DOLBEAU,

Professeur de pathologie à la Faculté de médecine de Paris,
Chirurgien de l'hôpital Beaujon,
Membre de l'Académie de médecine,

A M. LABOULBÈNE,

Professeur agrégé à la Faculté de médecine de Paris,
Médecin de l'hôpital Necker,
Membre de l'Académie de médecine.

A M. ALPH. GUÉRIN,

Chirurgien de l'Hôtel-Dieu,
Membre de l'Académie de médecine.

A M. TRÉLAT,

Professeur de pathologie chirurgicale à la Faculté de médecine,
Chirurgien de l'hôpital de la Charité,
Membre de l'Académie de médecine.

A M. PÉAN,

Chirurgien des hôpitaux.

A M. S. DUPLAY,

Professeur agrégé à la Faculté de médecine,
Chirurgien de l'hôpital Saint-Antoine.

A M. LE Dr ALPHONSE DESMARRES.

A M. LE Dr SICHEL.

D'UNE

TUMEUR PÉRINÉALE

DÉPENDANT DE

L'INFILTRATION LENTE DE L'URINE

INTRODUCTION.

L'urine, sortant à travers un orifice accidentel de sa voie normale d'excrétion, et se répandant dans les couches du périnée, y détermine des altérations de quatre sortes :

1° Le tissu cellulaire est sidéré sans réaction possible, chez un sujet déjà débilité, par une urine nocive, abondante, coulant largement, etc. ; c'est *la gangrène primitive par infiltration aiguë*.

2° L'urine s'épanche dans le tissu cellulaire jusqu'à ce qu'elle rencontre une barrière anatomique constituée par une tunique de l'urèthre (*Reybard*), une aponévrose ou une condensation cellulaire. Il se forme alors une *poche urineuse* limitée, en communication avec l'urèthre.

3° L'urine provoque dans le tissu cellulaire une réaction inflammatoire qui va jusqu'à la suppuration. C'est l'*abcès urineux* avec ses indurations limitantes, les fistules consécutives.

4° L'urine, rare, provoque, par son contact lent et relativement inoffensif avec le tissu cellulaire, une réaction, non plus ulcérative et destructive, mais massive, hyperplasique et protectrice, au moins pendant un certain temps. C'est *la tumeur* que nous allons étudier.

C'est ainsi qu'au périnée, l'infiltration d'urine non gangréneuse se manifeste cliniquement sous forme de tumeurs; autrefois confondues sous le nom de dépôts urineux, elles méritent à tous égards d'être distinguées entre elles. L'abcès urineux est le plus anciennement étudié et connu; la poche urineuse a été décrite par *Reybard* et par M. *Devers* dans sa thèse inaugurale. Nous venons attirer, sur une tumeur dépendant de l'infiltration lente d'urine, l'attention des chirurgiens, attention longtemps distraite, si nous en croyons la rareté des faits nettement observés (1), précisément distingués, et la banalité confuse des notions courantes à ce sujet. Malheureusement nous ne pouvons pas résoudre toutes les inconnues, mais nous devons nous tenir à nos faits et ne point chercher de solutions dans des hypothèses ou des probabilités qui n'y seraient pas renfermées. Nous le ferons brièvement, dans le but unique d'éveiller l'observation et d'amener de plus dignes que nous à surmonter des difficultés au-dessus de nos forces et du temps que nous y pouvions consacrer.

(1) Vaines ont été les recherches faites dans les recueils anglais par M. le Dr Hahn et dans les ouvrages allemands par notre excellent ami Kuhff.

Nous sommes redevable de l'idée première de ce travail à notre savant et affectionné maître M. le professeur *Dolbeau*, qui nous a guidé dans notre tâche avec la bienveillance dont il nous a constamment honoré dans le cours de nos études chirurgicales.

Nous lui associons dans notre reconnaissance MM. les professeurs *Trélat*, *Verneuil* et *Guyon*, dont les indications et les conseils nous ont été précieux.

Dans un premier chapitre, nous étudierons les conditions, le mode de production et la nature de notre tumeur ; dans un deuxième, les symptômes, la marche, la durée et les terminaisons; le diagnostic dans le troisième ; enfin dans le quatrième et dernier chapitre, nous verrons les moyens les plus propres à empêcher les accidents et à faire disparaître la tumeur elle-même.

Nous avons placé à la fin les six observations sur lesquelles nous nous appuyons.

CHAPITRE PREMIER.

MÉCANISME, CONDITIONS DE PRODUCTION, NATURE.

Les conditions nécessaires et suffisantes de toute infiltration en dehors des voies normales sont un obstacle au cours normal de l'urine, un orifice d'échappement, une force impulsive imprimée au liquide.

A ces conditions importantes, il y a lieu d'en joindre d'autres, telles que le lieu de l'infiltration, la nature du liquide infiltrant, son abondance, sa vitesse d'écoulement, l'état général organique et dynamique du sujet.

a. Obstacle au cours normal de l'urine. — Dans toutes nos observations, à une près, la tumeur a été une complication ancienne d'un rétrécissement de l'urèthre qui avait eu le temps de déterminer en amont des désordres nécessaires à la production d'une infiltration. Quel était le degré exact de la stricture au moment même de cette production, nous ne le pouvons dire, car il est rare que le chirurgien puisse assister à ce début, toujours insidieux et insensible. Ce qu'il nous est permis d'affirmer, c'est qu'alors la stricture n'est point assez étroite pour gêner beaucoup la miction, puisque la tumeur observée existait en général longtemps avant sa constatation.

Nous verrons, en effet, au chapitre IV qu'il a été quelquefois possible d'installer une sonde à demeure sans incision préalable de la stricture.

Quant au siége de la stricture, toutes les tumeurs dont nous connaissons l'histoire ont été la conséquence de rétrécissements de la région bulbo-membraneuse. Relativement à la nature, la plupart de ces rétrécissements étaient organiques.

b. Orifice anormal d'échappement. — Ici nous ne pouvons affirmer *de visu*, les autopsies manquant absolument : néanmoins, nous avons pour nous en garantir la réalité, trois raisons :

1° Dans l'observation n° 1, la filiation entre une fausse route d'une part, et la formation de la tumeur d'autre part, a été nettement constatée.

2° Il ressort des autres observations que de la section de la tumeur est résulté, pendant un temps indéterminé, un écoulement d'urine.

3° Le consentement de tous les auteurs qui ont écrit sur l'infiltration dans toutes ses formes.

Les deux premières assertions, nous l'avons déjà dit, sont confirmées par la lecture même de nos observations.

Pour la troisième, nous nous en référons, pour la justifier, à l'opinion de divers chirurgiens. Ainsi, dans le Dictionnaire en trente volumes, A. Bérard s'exprime ainsi :

« L'autre espèce de tumeurs urinaires est fournie par des saillies ou des nodosités, placées sous la peau et adhérentes à la paroi externe de l'urèthre.

Elles sont indolentes, dures, sans changement de couleur à la peau ; tantôt il n'y en a qu'une seule, et tantôt deux ou trois à des distances variables les unes des autres. Leur volume varie depuis celui d'un pois jusqu'à celui d'un haricot ou d'une noix ; leur accroissement est très-lent.

« On admet, pour expliquer la formation de ces tumeurs, qu'une légère éraillure a été faite à la tunique interne de l'urèthre, soit par la sonde, la bougie, soit par un petit travail ulcératif; l'éraillure a laissé passer dans le tissu cellulaire sous-muqueux une petite quantité d'urine, et celle-ci a produit le travail d'induration dont on observe les effets. D'ailleurs la fistule de l'éraillure primitive n'a pas continué à laisser passer de l'urine, soit à cause de son étroitesse, soit parce qu'elle s'est cicatrisée. En effet, si la quantité du liquide extravasé avait été plus grande, elle aurait donné lieu à un abcès ou à une infiltration. Quelques auteurs ont admis que l'éraillure dont nous parlons avait son siége au fond d'un follicule dilaté et hypertrophié, comme il s'en forme dans les urèthres longtemps malades (1). »

De son côté, Reybard dit : « Lorsque la crevasse uréthrale est très-petite, on a vu l'urine pénétrer goutte à goutte dans le tissu cellulaire environnant et y produire une tumeur circonscrite, indolente, sans réaction inflammatoire, ni locale, ni générale. »

Écoutons maintenant Nélaton : « Pour que la tu-

(1) A. Bérard. Art. Tumeurs urinaires, in Dict. en 30 volumes, t. XXX, p. 267.

meur se produise, il faut que l'éraillure, soit par son étroitesse, soit par suite de sa cicatrisation, cesse de donner passage à l'urine, sans quoi il y aurait infiltration urineuse. »

Dans sa thèse (1861), M. de Saint-Germain admet, pour expliquer la formation de ces tumeurs « qu'une légère éraillure a été faite à la tunique interne de l'urèthre, soit par la sonde, les bougies, soit par un petit travail ulcératif. L'éraillure a laissé passer dans le tissu cellulaire sous-muqueux une très-petite quantité d'urine, et celle-ci a provoqué le travail d'induration dont on observe les effets.

Après avoir parlé des abcès urineux et des tumeurs urinaires périnéales, M. Voillemier continue ainsi :

« J'en ai guéri quelques-unes sans les inciser, mais je dois dire qu'il m'est toujours resté quelques doutes sur leur nature. S'agissait-il réellement d'abcès urineux? Peut-être n'ai-je eu affaire qu'à un engorgement inflammatoire du tissu cellulaire extra-uréthral, à des abcès des glandes de Cowper qui se sont vidés dans le canal? Dans ces derniers cas, la suppuration est si peu abondante, qu'elle peut être facilement prise pour une sécrétion de la muqueuse, surtout quand on a fait usage des sondes. »

Voici comment s'exprime M. Gosselin :

« Nous indiquons par ce mot *urineux*, l'origine la plus habituelle du phlegmon urineux, par le passage d'une faible quantité d'urine au dehors des voies naturelles à travers une fissure de l'urèthre. Voici, en effet, comment les choses se passent en pareil cas : Vous savez que, derrière les rétrécissements uréthraux, la muqueuse est non-seulement congestionnée, mais amincie, et quelquefois ulcérée ou fissurée dans *ses couches superficielles*. A un certain moment, dans un effort de miction, la fissure se creuse davantage, dépasse les limites du derme et *permet à une gouttelette d'urine de franchir la paroi uréthrale et de séjourner dans le tissu cellulaire extérieur*. Après la miction, *le fond de la petite brèche se cicatrise et la fissure redevient superficielle*, si bien qu'aux mictions suivantes l'urine ne sort plus de ses voies naturelles ; mais la quantité échappée dont j'ai parlé, provoque une inflammation du tissu cellulaire péri-uréthral, inflammation vive si la quantité de liquide sortie a été un peu considérable, *modérée et subaiguë, si cette quantité a été minime*. » Bien que M. Gosselin, dans cette description, ait eu en vue d'énoncer surtout le mécanisme formateur de l'abcès urineux subaigu, nous inclinons à croire qu'elle peut s'appliquer également au développement de l'infiltration lente d'urine (tumeur périnéale dure).

M. le professeur Trélat, dans une conversation particulière, nous a appris que, tout en admettant que notre tumeur dépend le plus souvent de l'issue de quelques gouttes d'urine par une *effraction* de la paroi de l'urèthre, il existe très-probablement une autre espèce de tumeur périnéale, dont les traits seraient absolument les mêmes. Mais sa formation serait différente ; elle résulterait, en effet, de la propagation de l'inflammation du canal, d'ailleurs *sans perforation*, aux parties molles péri-uréthrales.

c. Force impulsive imprimée au liquide. — Nous n'insisterons point sur ce sujet, parce qu'il nous est difficile de faire la part de l'énergie plus ou moins grande du muscle vésical et des parois abdominales dans la production de cette tumeur.

d. Liquide infiltrant. — La nature de l'urine n'est malheureusement déterminée que dans fort peu d'observations. Cependant nous croyons qu'elle est physiologique. En effet : 1° elle a été constatée telle dans les cas où on l'a examinée ; « les urines sont restées claires, nous dit M. Guyon dans l'observation III. »

2° La tumeur est en soi assez peu sensible, elle est passée assez souvent inaperçue pour que nous la puissions ranger parmi les accidents dont parle M. de Saint-Germain quand il dit : « Si l'urine est saine, s'il ne s'est produit à la surface de l'urèthre qu'une éraillure insuffisante, les accidents sont souvent nuls ou à peine sensibles. »

3° Nous savons, en effet, par les expériences de *Menzel* et du regretté *Muron* que l'urine, altérée d'une certaine manière (alcalinité, état ammoniacal), déterminerait, et seulement alors, l'infiltration aiguë. Sans doute, dans la plupart de nos observations, on n'a pas relaté d'analyse exacte des urines. Mais il est naturel de penser que l'urine ne possède là qu'une propriété simplement irritative, et non pas destructive, comme dans l'infiltration aiguë ou même dans l'abcès urineux.

e. La quantité de l'urine épanchée est petite ; le peu de volume du dégât le prouve, et les auteurs cités plus haut ne le mettent aucunement en doute. Ils ne songent qu'à rechercher les conditions du fait : *petitesse de l'orifice de sortie, crevasse légère et très-petite, éraillure étroite, exiguë, fissure étroite*, etc., et même *courte durée de cet orifice promptement cicatrisé.*

f. Les auteurs sont également bien d'accord sur la *lenteur* avec laquelle s'effectue l'infiltration. La forme insidieuse de celle-ci, et sa marche insensiblement graduelle, nous en fournissent d'ailleurs la preuve.

g. Lieu de l'infiltration. — Il nous paraît utile d'expliquer autant qu'il est possible, la localisation de le tumeur. Celle-ci nous paraît dépendre du siége de la perforation uréthrale, et secondairement de la disposition des aponévroses. Si l'effraction uréthrale se trouve à la région prostatique (voir l'observation n° 1) la tumeur sera préanale, située profondément dans la région périnéale postérieure. Que la solution de continuité uréthrale existe, comme c'est le cas le plus fréquent, en arrière de l'union de la portion musculeuse et de la portion bulbeuse du canal, nous aurons une tumeur indifféremment périnéale ou périnéo-scrotale (1). M. le professeur Gosselin, dans ses *Leçons cliniques de la Charité*, refuse presque aux aponévroses leur rôle limitateur des infiltrations.

« ... Quelques-uns de nos auteurs se complaisent, dans leurs descriptions de l'infiltration urineuse, à indiquer un chemin différent pour cette infiltration, suivant que l'urine est versée dans l'étage supérieur du périnée, entre l'aponévrose périnéale supérieure et le péritoine, dans l'étage moyen entre l'aponévrose moyenne et la supérieure, ou dans l'étage inférieur, entre l'aponévrose moyenne et l'intérieure. Mais ce serait vous tromper que de croire à la fréquence de ces trois sortes d'infiltrations. Il faut bien distinguer les cas : l'infiltration de l'étage supérieur est possible dans les lésions traumatiques de la vessie ; mais les lésions de l'urèthre, soit traumatiques, soit spontanées, ne donnent lieu qu'à l'infiltration dans l'étage inférieur, et c'est la seule dont vous ayez à vous occuper, lorsqu'il s'agit d'une complication des rétrécissements uréthraux. En pareil cas, en effet, il y a d'abord un phlegmon urineux; or, celui-ci est au-dessous de l'aponévrose périnéale moyenne, ou l'englobe tellement que, quand ce phlegmon est traversé par une nouvelle quantité d'urine, c'est plutôt en avant, où le tissu est moins dense et reste plus perméable qu'en arrière, où il n'offre pas

(1) Notre thèse a surtout trait à la tumeur dure périnéale. Cependant l'induration pouvant occuper la région scroto-pénienne, nous devons dire que le mécanisme de sa formation est absolument celui de notre tumeur ; il s'agit bien également d'une infiltration lente d'urine ; il y a seulement différence de siége. Voir l'observation VI, communiquée par M. Tillaux.

les mêmes conditions, que le liquide est chassé (1). »

Faisons observer que les lignes précédentes s'appliquent particulièrement aux abcès urineux, et à l'infiltration urineuse aiguë, tandis que, dans le cas d'une infiltration lente, et, qu'on nous permette cette expression, *infinitésimale*, la barrière aponévrotique se trouve d'autant plus solide, plus durable et plus limitatrice.

Etat général. — Chez les malades porteurs de la tumeur périnéale, l'organisme n'avait pas éprouvé une profonde atteinte. Nous voyons que leur rétrécissement n'est point à son maximum d'étroitesse, que l'urine n'était pas apparemment altérée et que les reins paraissaient bien fonctionner.

— En résumé, des considérations que nous venons d'exposer, nous pouvons conclure que la tumeur périnéale que nous étudions se produit lorsqu'un obstacle existe dans l'urèthre au cours normal de l'urine, qui trouve issue à travers une éraillure de la paroi uréthrale, sous l'influence de l'impulsion vésicale. Le siége de cette tumeur est lié à celui de la perforation uréthrale ; elle est, en conséquence, le résultat d'une infiltration urineuse dans les couches du périnée. Elle emprunte ses caractères propres à la rareté et à l'intégrité de l'urine, à la lenteur de son écoulement, et enfin à l'état général relativement satisfaisant du sujet.

(1) Gosselin. Clinique chirurgicale de la Charité, t. I, p. 301.

Caractères anatomiques de la tumeur.

Les conditions précédentes étant données, de quelle manière va réagir le tissu cellulaire au contact de l'urine, et quel sera le produit de cette réaction? La réponse à cette question se trouve dans l'examen anatomo-pathologique de la tumeur. Or, on l'a traitée souvent par l'incision, ce qui a permis d'en recueillir les caractères tant macroscopiques que microscopiques.

Dans certaines de nos observations, nous trouvons que la tumeur incisée est *sans cavité*, constituée par un tissu dur, criant sous le bistouri, lardacé, blanc-grisâtre. Il n'a pas été fait, malheureusement, d'examen histologique de la tumeur périnéale proprement dite.

Mais si nous nous reportons au mécanisme formateur, nous voyons qu'en dernière analyse, *notre induration est consécutive à une fistule borgne interne, constituée par un trou uréthral, un trajet presque nul.* Donc, il nous est permis d'assimiler la tumeur périnéale, en tant qu'induration, à ces masses calleuses, traversées par des fistules urinaires complètes. Or, dans un mémoire récemment publié par M. Voillemier (1), il est question de l'analyse microscopique de l'induration circum-fistulaire, que l'analogie nous autorise à rapprocher anatomiquement de la lésion qui fait l'objet de notre thèse :

Nous donnons ci-après l'examen microscopique d'une tumeur périnéale dure, circonscrite, sié-

(1) *Gazette hebdomadaire*, nos 25 et 26, (1874).

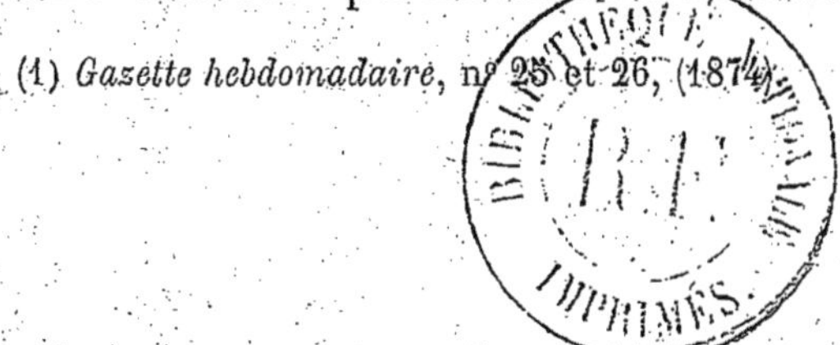

geant au milieu de manes indurées fistuleuses :

« Son étude microscopique est faite dix jours après l'opération sur des portions durcies dans l'alcool. Sur des lames de tissu très-minces, colorées par la solution ammoniacale de carmin, examinées dans l'eau distillée additionnée d'une faible proportion d'acide acétique ou d'acide formique, on reconnaît que la tumeur est constituée par un tissu connectif de nouvelle formation, variant par places dans sa structure, suivant que son organisation est plus ou moins avancée. Dans quelques points, le tissu est nettement fibreux; la substance intercellulaire est amorphe; ici on voit un très-beau réticulum composé d'espaces plasmatiques étoilés, réunis les uns aux autres par de très-fins prolongements canaliculés. Ce réseau ressemble beaucoup à celui qu'on voit dans le tissu connectif muqueux du cordon ombilical. A l'intérieur des espaces étoilés, on voit une ou plusieurs masses protoplasmatiques déformées. Dans nombre de points, les espaces cellulaires se continuent par des prolongements élargis, avec des cavités allongées en forme de noyaux irréguliers, sortes de lacs qui semblent résulter de l'élargissement des espaces plasmatiques. Ces lacs contiennent un grand nombre de corpuscules arrondis de petite dimension (cellules embryonnaires). Enfin, aux abords des trajets fistuleux et formant leurs parois épaisses de 4 à 6 millimètres, se trouve un tissu embryonnaire (bourgeons charnus), formé de petites cellules en contact les unes avec les autres.

La tumeur est peu vasculaire, et les vaisseaux ne présentent rien de particulier. »

CHAPITRE II.

SYMPTOMATOLOGIE.

Les symptômes se rapportent :
1° A la tumeur elle-même ;
2° A l'état des voies urinaires ;
3° A l'état général du malade.

Tumeur. — Elle est pré-anale, périnéale ou périnéo-scrotale ; plus ou moins profondément située, ordinairement unique. Son volume varie entre celui d'une noix et celui d'une petite pomme. Elle est d'une dureté très-grande, massive, et ne présente aucune fluctuation. Sa forme est plus ou moins règulière ; tantôt allongée, tantôt vaguement arrondie. Par sa partie la plus profonde, elle paraît se perdre dans l'épaisseur du périnée. Elle est généralement située sur la ligne médiane (raphé périnéal.) Parfois, la tumeur occupe à la fois la ligne médiane et l'une des parties latérales de la région. Dans ce cas, on peut toujours, par la palpation, lui reconnaître un point de départ médian. En cherchant à la délimiter profondément, on trouve qu'elle se dirige vers l'urèthre, sous la forme d'un pédicule ou cordon de même consistance, d'une forme irrégulièrement cylindrique ; ce pédicule offre une longueur en rapport avec le siége de la tumeur, c'est-à-dire que, si la tumeur est préanale, il existe toujours un pédicule bien sensible; tandis que, dans le cas de tumeur exclusivement périnéale ou périnéo-scrotale, le prolongement de celle-ci vers l'urèthre est rudimentaire et le plus souvent nul. On constate alors que la tumeur et le canal ne font qu'une même masse, dans laquelle l'urèthre paraît comme enchâssé.

La peau est intacte, mobile sur la tumeur, ne présente aucun changement de coloration.

Notons enfin que la tumeur est indolente ou peu douloureuse.

Etat des voies urinaires. — Le malade présente d'ordinaire des troubles variés de la miction, allant depuis la dysurie jusqu'à la rétention d'urine absolue. Ceux-ci dépendent de maladies obstructives de l'urèthre : *rétrécissements, parfois de fausses routes*, dont nous n'avons pas à retracer ici les symptômes. Qu'il nous suffise de noter la filiation forcée de la tumeur du périnée avec ces maladies urinaires.

L'état général du sujet est suffisamment satisfaisant ; ni fièvre, ni troubles gastro-intestinaux, hormis le cas de complications.

MARCHE, DURÉE, TERMINAISONS.

La chronicité est le caractère dominant de cette tumeur ; sa durée est indéterminée, généralement de plusieurs mois, et subordonnée à la terminaison. Celle-ci est variable. La résolution, on le conçoit, est spontanée dans le cas de cicatrisation de l'orifice anormal d'échappement; car la tumeur cesse alors de dépendre de l'urèthre et n'est plus soumise au contact irritant de l'urine : c'est la disparition graduelle et insensible. Ce mode de terminaison se lie également à l'usage d'un traitement méthodique. La tumeur diminue peu à peu au bout d'un temps variable; il ne reste plus au-dessous de l'urèthre qu'un petit noyau dur, qui finit lui-même par disparaître.

La tumeur reste stationnaire pendant un temps plus ou moins long, si elle est soustraite à l'action des causes qui provoquent les terminaisons dont nous allons parler. En effet, sous des influences diverses, telle qu'une gêne dans la miction, une marche prolongée, une violence extérieure, un cathétérisme intempestif, la tumeur peut s'enflammer, suppurer : c'est la terminaison par abcès. L'abcès se comportera de différentes manières, en se faisant jour soit dans l'urèthre, soit au dehors. Dans ce dernier cas, il y a formation d'une ou de plusieurs fistules urinaires complètes.

CHAPITRE III.

DIAGNOSTIC.

Il peut se présenter deux cas. Tantôt, prévenu de l'existence d'une lésion des voies urinaires (rétrécissement d'origine traumatique, rétrécissement d'origine blennorrhagique, fausses routes), le chirurgien fera méthodiquement l'exploration du périnée et découvrira ainsi l'existence de la tumeur, qui, jusque-là, aura été méconnue ; tantôt, la saillie de la tumeur à la région périnéale dévoilera au chirurgien et au malade l'induration spéciale qui la constitue.

Le problème du diagnostic se trouve singulièrement éclairci par la notion de *relation constante* entre la tumeur périnéale et l'existence d'une des lésions des voies urinaires indiquées plus haut. Il en résulte que le chirurgien devra avoir recours à l'examen soigneux de l'urèthre, qui le fixera sur la nature présumable de la tumeur. En effet, cette exploration fournira les signes des rétrécissements traumatiques ou spontanés, de leurs dispositions et de leurs complications (dilatation en amont, éraillure de la muqueuse), ainsi que des fausses routes, en un mot, de la *perforation uréthrale* qui est la cause prochaine de la formation périnéale.

Ces signes sont trop connus pour que nous ayons à les retracer.

L'étude des caractères objectifs de la tumeur viendra confirmer les résultats de l'exploration du canal; l'existence d'un pédicule, la densité considérable de la tuméfaction, son siége spécial, etc., finiront de convaincre le chirurgien.

Nous nous sommes efforcé, dans notre travail, d'établir une certaine distinction entre l'abcès urineux classique et l'induration périnéale, ce qui nous amène à en faire le diagnostic comparatif. On distingue deux variétés d'abcès urineux : l'un aigu, l'autre chronique. On discernera facilement notre tumeur périnéale de l'abcès urineux aigu ; celui-ci a une évolution rapide, dont les phases sont caractéristiques. L'abcès urineux aigu, à son début, est bien, il est vrai, constitué par une tumeur peu volumineuse, arrondie, dure, indolente et sans changement de couleur à la peau, par conséquent revêtant les apparences de notre induration périnéale ; mais cet aspect se modifie bientôt. En effet, l'abcès urineux grossit, s'allonge et se porte en même temps vers l'anus et les bourses. Il devient douloureux au toucher et rénitent. Quand il a pris un certain volume, il peut s'ouvrir dans le canal ; alors on voit du pus épais s'écouler par le méat, entre les mictions, comme dans la blennorrhagie. Il s'évacue plus abondamment si l'on presse sur la tumeur.

Dans d'autres circonstances, l'abcès urineux aigu ne se comporte pas de cette façon. Le pus, au lieu de se verser dans l'urèthre, se porte du côté de la peau, qu'il entame, et l'on a une fistule urinaire.

Nous avons vu, dans le cours de notre sujet, que la suppuration de l'induration périnéale, sa terminaison par fistule, étaient possibles, mais *accidentelles*, tandis que, dans l'abcès urineux aigu, ces phénomènes terminaux en marquaient la fin naturelle. Ajoutons en outre que l'abcès urineux aigu est accompagné d'*accidents généraux*, peu accusés il est vrai, mais qui manquent entièrement, comme nous le savons, dans le tableau symptomatique de la tumeur périnéale.

Son diagnostic d'avec la forme chronique de l'abcès urineux est bien plus difficile, pour ne pas dire impossible, au moins dans certains cas. Les caractères objectifs de cet abcès ont beaucoup de ressemblance avec ceux de la tumeur du périnée; il est indolent comme elle, peu volumineux, arrondi ou à peine allongé, dur, adhérent à l'urèthre; la peau est également intacte. Cependant cet abcès chronique ne présentera jamais nettement de pédicule; toutefois, ce signe physique est de mince importance, si l'on se rappelle que notre tumeur périnéale est quelquefois adhérente à l'urèthre, au point de n'en pouvoir être distinguée. Si l'abcès urineux présente une cavité assez grande, avec des parois relativement peu épaisses, la fluctuation à laquelle il donnera lieu fixera le diagnostic. Mais, le plus souvent, l'abcès urineux chronique a des parois tellement épaissies, que la fluctuation y est complètement absente. Nous avouons que, dans ce cas, la distinction est impossible sans l'ouverture de la tumeur, qui donne lieu à une évacuation de pus qui lève tous les doutes.

La tumeur périnéale peut être confondue avec un *phlegmon anal subaigu* au début. Ce dernier se distingue par l'absence de prolongement jusqu'à l'urèthre (pédicule) et l'intégrité de la portion périnéale du canal. Dans les premiers jours de la blennorrhagie à son summun d'acuité, on a observé parfois (Verneuil et Fournier) une tuméfaction résistante, médiane, siégeant au bulbe, les parties molles superficielles étant intactes; c'est la *phlébite bulbaire*. Sa nature phlegmoneuse, sa terminaison rapidement suppurative la feront aisément reconnaître.

Presque toutes les tumeurs que l'on rencontre au périnée se rattachent à une lésion des voies urinaires. M. le professeur Verneuil (1) prête à notre opinion l'appui de sa haute autorité, en disant n'avoir pas vu d'exemple de tumeurs périnéales indépendantes d'une affection de ces voies (2).

PRONOSTIC.

Le pronostic est bénin, vu la chronicité de la tumeur, sa tendance à rester stationnaire et la facilité avec laquelle elle cède à un traitement approprié.

(1) Communication orale.

(2) Nous serions ainsi conduit, pour éviter de tomber dans la fiction, à écarter tout essai de diagnostic entre la tumeur périnéale et les tumeurs dures d'*origine non urinaire*, fibrôme, fibro-lipôme, sarcôme, enchondrôme, carcinôme, dont l'existence au périnée, bien que possible, n'est pas encore prouvée. A cette occasion, nous rappelons le fait suivant, dont nous devons la communication à notre maître, M. Dolbeau :

« Le père d'un professeur célèbre de la Faculté, porteur d'un rétrécissement ancien, consulta un habile chirurgien pour une tumeur dure au périnée. Sous l'empire d'une idée préconçue, ce dernier pratiqua l'excision de la tumeur, qu'il crut indépendante de l'urèthre, et de *nature fibreuse*. Il en résulta la mise à nu de la portion profonde du canal dans une étendue de 3 centimètres environ. Cette perte de substance ne s'étant jamais comblée, fut dorénavant la voie d'excrétion habituelle de l'urine. »

La confusion de l'induration périnéale avec le fibrôme eût été certainement évitée, si le chirurgien n'avait pas méconnu le rétrécissement dont la tumeur périnéale n'était que la conséquence. *A priori*, il n'est pas invraisemblable de penser que, dans certains cas, *cette relation peut être peu accusée;* alors, privé de cet élément, nous n'avons plus que les caractères propres de la tumeur pour établir le diagnostic.

En effet, les autres tumeurs, à leur début, seront très-probablement confondues avec la tumeur périnéale ; elles n'en pourront être distinguées que lorsqu'elles seront arrivées à une certaine période de leur évolution. Celle-ci est caractéristique pour le sacrôme (développement central, autogène), le carcinôme (développement périphérique, par envahissement) : le diagnostic surgira de la considération de l'âge du sujet et de l'apparition des *phénomènes*

CHAPITRE IV.

TRAITEMENT.

Les indications à remplir relèvent de deux conditions cliniques. Il y a rétrécissement du canal par cause quelconque, ou bien seulement effraction de la paroi uréthrale. Dans le dernier cas, l'indication est aussi simple que possible ; il s'agit d'empêcher l'urine d'arriver au contact de l'ouverture accidentelle. L'établissement d'une sonde à demeure amènera le résultat désiré. Mais, dans le premier cas, alors qu'il y a rétrécissement, il se peut que cet obstacle soit tel que, pour arriver à placer une sonde à demeure d'un calibre convenable, il devienne indispensable de pratiquer l'uréthrotomie interne, qui devient ainsi une opération préalable et de toute nécessité.

L'efficacité de la sonde à demeure ressort clairement de deux cas que nous avons examinés ; chaque fois la tumeur a disparu par résolution. Telle a été la pratique de M. Dolbeau, dans le cas de l'obs. n° 1 et de l'obs. n° 5, et elle lui a pleinement réussi.

Dans les autres observations, nous voyons que la pratique du chirurgien est moins uniforme : c'est

propres, qui marquent l'évolution de ces néoplasmes. L'âge du sujet et les caractères objectifs sont, pour le chondrôme, le fibro-lipôme, de premier ordre, la marche de ces tumeurs étant moins significative que pour les premières. Le fibrôme se reconnaîtra à des caractères purement négatifs. On évitera de confondre la gomme au début avec la tumeur périnéale, si l'on a égard à l'évolution spéciale de celle-là, aux antécédents syphilitiques, à l'existence simultanée de tumeurs de même nature, et enfin à l'effet curatif du traitement spécifique (Cours de la Faculté, Leçons de M. Trélat sur les tumeurs, 1874).

Nous ne pouvons insister davantage sur cette détermination diagnostique, dont nous avons indiqué très-brièvement les traits saillants.

une méthode mixte, qui lui a été suggérée par les circonstances particulières de chaque cas. Ainsi, suivant les occurrences, il a fait successivement, soit l'uréthrotomie interne et la dilatation, soit la dilatation et l'incision de la tumeur, soit enfin la dilatation, l'uréthrotomie et l'incision de la tumeur. La guérison s'en est toujours suivie. Quoi qu'il en soit, l'insuffisance regrettable des observations précitées (l'histoire du malade n'y étant pas intégrale) nous empêche de déterminer quelle part exacte revient, dans les succès obtenus, à chacun des éléments de la méthode mixte. En présence de tels faits, nous ne pouvons que faire ressortir l'avantage qu'il y a à en arriver tout de suite à l'application de la sonde à demeure, et, dans le but de faciliter cette pratique, de faire, sans hésiter, s'il y a lieu, l'uréthrotomie préalable, comme opération de nécessité.

La sonde à demeure agit : 1°, en empêchant *autant que possible*, le passage de l'urine entre la sonde et le canal, partant son contact avec la solution de continuité de la muqueuse uréthrale ; 2° en dilatant le canal.

N'y a-t-il que des avantages à employer la sonde à demeure? Certes, nous ne voulons pas dire pareille chose, mais nous croyons que l'on en a exagéré les inconvénients, et que, somme toute, ceux-ci ne l'emportent pas sur son utilité. Les griefs invoqués contre elle s'adressent à son mode d'emploi défectueux ; il appartient au chirurgien d'atténuer les imperfections inhérentes à la méthode de la sonde à demeure, en la soumettant à des prescriptions maintenant classiques.

Notons en terminant que le cathétérisme répété dans les vingt-quatre heures, aussi souvent que le malade devra uriner, est seul préférable à l'emploi de la sonde à demeure.

Observation I. (Dictée par M. le professeur Dolbeau.)

Un monsieur de 79 ans, après des manifestations fréquentes de la dysurie prostatique, fut pris un soir de rétention d'urine absolue. Outre l'hypertrophie prostatique bien manifeste chez ce malade, il y a lieu d'invoquer comme cause efficiente de la rétention, diverses fatigues, et en particulier des fatigues sexuelles.

Un confrère, spécialiste, appelé en toute hâte, constata la réplétion de la vessie et pratiqua immédiatement le cathétérisme évacuateur. L'indication était évidente, et l'on ne peut blâmer l'opérateur que dans le choix du procédé qu'il crut devoir employer pour pénétrer dans la vessie. La sonde d'argent fut introduite suivant le procédé du tour de maître. L'exécution fut brillante, rapide, mais au dernier temps, un obstacle imprévu arrêta brusquement le bec de l'algalie. La sonde pénétra néanmoins dans la vessie, l'urine fut évacuée, mais une hématurie importante, consécutive à une fausse route incontestable dans la région prostatique de l'urèthre, fit perdre du sang au malade pendant plus de deux heures. On estima à 1 litre au moins la quantité de sang qui s'écoulait spontanément de l'urèthre en dehors de toute miction.

Les jours suivants, le cathétérisme fut de nouveau pratiqué, mais cette fois avec des sondes molles. L'hémorrhagie avait cessé, et aucun incident ne paraissait devoir troubler la cure de la rétention d'urine.

Toutefois, nous allons voir que la faute de pratique rapportée plus haut donna naissance à un phénomène nouveau, qui ne laissa pas que d'inquiéter les amis du malade. Soit que le cathétérisme fût pratiqué d'une manière irrégulière, soit que le malade eût le désir d'essayer ses forces vésicales, à plusieurs reprises le patient fit des efforts énergiques, et on peut le dire infructueux, de miction spontanée. Il obtenait bien ainsi quelques cuillerées d'urine en cinq ou six tentatives ; mais la vessie n'était réellement évacuée que par la sonde.

Néanmoins, les choses allaient en apparence régulièrement, lorsque je fus appelé pour donner mon avis sur une tumeur que le malade avait constatée dans la profondeur du périnée et qui déterminait une sensation de gêne plutôt que de douleur.

Le malade se considérait comme rétabli, et ses médecins avaient du reste cessé de lui donner des soins. Il n'était plus question de rétention d'urine. Par le palper, on constatait profondément à 3 on 4 centimètres au moins, en arrière de la peau du périnée, une tumeur du volume d'une petite poire, dont la partie la plus étroite se perdait dans le bassin. Cette tumeur, d'une exploration facile, car c'est à peine si le malade accusait quelque sensation désagréable, occupait exactement le triangle recto-uréthral. Elle était située au-devant de l'intestin, derrière l'urèthre, et sa portion la plus inférieure se rapprochait du plan périnéal. Cette tumeur avait une surface uniforme et notablement bien circonscrite. Elle présentait une dureté mélangée, par places, d'un certain degré de mollesse. C'était, à proprement parler, une tumeur solide, sans fluctuation, plutôt dure, placée dans le centre du périnée et se perdant profondément vers le lieu de réunion de la prostate et du rectum. Par le toucher rectal, on sentait la prostate volumineuse et il fallait refouler la paroi antérieure de l'intestin pour constater profondément une sorte de gros cordon qui semblait rattacher la tumeur périnéale au col de la vessie. Toute la portion périnéale de l'urèthre qu'on peut explorer parfaitement, paraissait saine. L'urèthre était d'ailleurs perméable à une sonde de 0 m. 007 de diamètre. Le diagnostic fut le suivant : *Tumeur urineuse chronique résultant de l'infiltration lente de l'urine dans la fausse route non cicatrisée du col de la vessie.* Nous pensions que le malade, en faisant des efforts de miction, devait engager parfois quelques gouttes d'urine dans le trou de l'urèthre et provoquer ainsi une induration spéciale du tissu cellulaire ambiant. L'événement a d'ailleurs parfaitement justifié cette manière de voir; il a suffi de faire garder au malade une sonde à demeure pendant une semaine, puis de le soumettre au cathétérisme régulier à chaque besoin d'uriner, pour voir la guérison s'effectuer en l'espace de cinq semaines.

Le malade, revu plusieurs mois après sa guérison, ne présente plus aucune tumeur appréciable, toutefois il affirme qu'en pressant profondément au-devant de l'anus, il fait encore de temps en temps sourdre une ou deux gouttelettes d'urine purulente, ce qui semblerait démontrer que l'orifice interne de cette fistule urineuse, *incomplète* d'ailleurs, n'est pas complètement fermé.

Obs. II. (Service de M. Tillaux, salle Saint-Augustin, hôpital Lariboisière.)

Donet (Louis), 38 ans, comptable, a eu une chaudepisse il y a 15 ans, puis une cystite dont il a parfaitement guéri. Depuis assez longtemps, il s'est aperçu qu'il urinait mal; mais cette difficulté a beaucoup augmenté il y a trois mois environ. Ses urines étaient troubles et déposaient fortement. Le jet était petit et très-irrégulier, parfois en tire-bouchon, d'autres fois, le malade pissait goutte à goutte. Depuis cette époque, les troubles considérables dans la miction ne font que s'accroître. En même temps, il a vu apparaître une tumeur à la région périnéale.

Etat actuel. (12 février 1874). — On trouve, à la région périnéale antérieure, une tumeur ovoïde du volume d'un œuf de poule; elle occupe tout l'espace compris entre les branches ascendantes de l'ischion et descendantes du pubis jusqu'à la symphyse; elle est douloureuse, très-dure et nullement fluctuante.

Diagnostic : Tumeur urineuse chronique.

Traitement : Incision sur la ligne médiane, couche par couche. Le pus qui s'écoule en *très-petite quantité* a un peu l'odeur de l'urine.

Le 14. La première miction s'est faite par le canal plus facilement. Rien n'est sorti par la plaie.

Dans la nuit du 14 au 15, le malade a senti une forte odeur d'urine dans le pus qui s'écoulait de la plaie.

Le 16. Même état. La tumeur a presque complètement disparu.

Le 19. Le malade va bien. L'urine ne sort plus par l'incision.

6 mars. M. Tillaux essaye de passer la bougie en gomme no 7. Elle est arrêtée à environ 15 centimètres du méat. Le no 6 passe facilement.

Le 17. On passe le no 11.

Les jours suivants, la dilatation est continuée méthodiquement jusqu'au 2 mai, date de la sortie du malade.

Remarque. — Bien que, lors de l'incision de la tumeur, il se soit écoulé du pus, sa quantité a été si minime que nous voyons là une tumeur périnéale dure, et non un abcès urineux. *L'absence constante de cavité* dans la tumeur périnéale nous porte à croire que le pus, qui s'est écoulé par l'incision provenait de la *fistule borgne interne*, *presque réduite au trou uréthral*, et propre à cette tumeur.

Obs. III. — Rétrécissement compliqué de tumeur urineuse. — Uréthrotomie interne. — Aucun accident. — Guérison de la tumeur.

X..., 39 ans, bottier, entre le 27 octobre 1869, à l'hôpital Necker, service de M. Guyon, salle Saint-Vincent nº 10. Ce malade a eu une seule chaudepisse à l'âge de 22 ans, elle était cordée et a duré six mois; il a fait des injections au sulfate de zinc; la guérison a été complète, pas de goutte militaire.

Deux ans après, ses fonctions urinaires n'avaient jamais été dérangées, quand, sur le bâtiment qui le conduisait en Crimée, il est pris sans cause appréciable de rétention d'urine complète. On essaie de le sonder, mais on n'aboutit qu'à faire saigner le canal. Néanmoins la rétention cède peu à peu. Il urine d'abord goutte à goutte et au bout de cinq jours, il quitte l'infirmerie, urinant assez bien.

Pendant deux ans et demi environ, il n'éprouve aucune gêne; le jet reste gros; mais, rentré chez lui en congé, les choses changent, la miction devient difficile, le jet diminue rapidement, et il est obligé de faire des efforts et met dix à quinze minutes pour vider sa vessie.

On essaie sans succès de lui passer des bougies, et on l'envoie à Paris dans le service de M. Cullerier; en un mois et demi on arrive au nº 13; pendant plus de six mois, il pisse assez bien et ne se passe pas de bougies. A cette époque, la gêne de la miction revenant peu à peu, il entre à l'hôpital Saint-Louis, où on lui pratique l'uréthrotomie interne, sonde à demeure pendant cinq jours; fièvre pendant vingt-quatre heures, le lendemain de l'opération.

Peu de temps après, il entra dans le service de M. Voillemier qui lui passa les cathéters Béniqué pendant trois mois et arriva aux plus gros numéros.

Pendant dix-huit mois, pas de traitement; les symptômes reparaissent et s'accentuent peu à peu; un abcès se forme au périnée; on l'incise à l'hôpital du Midi, et huit jours après, le malade entre dans le service de M. Civiale, il y a quatre ans. L'urine s'écoule par la plaie, qui est restée fistuleuse et qui se ferme après un traitement par la dilatation poussée jusqu'au no 12, et deux uréthrotomies. Il sort au bout de six semaines avec sa fistule fermée et pissant bien.

Depuis lors seulement il se passe des bougies deux ou trois fois par mois ; pendant les deux premières années, c'est une bougie assez volumineuse qu'il emploie, mais alors il est obligé d'en prendre une plus petite et le jet diminue ; la miction nécessite de nouveau des efforts, et dans les derniers temps, il est souvent obligé d'introduire une bougie pour pouvoir pisser.

Enfin depuis quinze jours environ, *il s'est formé peu à peu, pendant les efforts de miction, une tumeur de plus en plus volumineuse au périnée*; il y ressent de la douleur en pissant. Depuis un mois et demi, il a souvent des accès de fièvre, et deux ou trois fois ils se sont accompagnés de douleurs de reins. Les urines sont restées claires. L'appétit est médiocre, les forces et l'embonpoint conservés.

Etat actuel. — On trouve au périnée une tumeur dure s'étendant le long de l'urèthre jusqu'aux bourses; elle tient au canal; elle est dure et élastique, peu douloureuse et du volume d'une noix.

L'exploration de l'urèthre donne les résultats suivants : L'explorateur no 21 est arrêté au milieu des bourses à 1 centimètre environ de l'induration périnéale.

Le no 18, id.

Le no 13 s'avance en arrière des bourses jusqu'à la partie antérieure de l'induration.

Le no 9, id.

Le no 8 passe dans la vessie sans ressaut. Catap. Bains, 4 portions.

Les jours suivants, la tumeur augmente lentement, gardant sa consistance dure et ne sortant pas de la loge uréthrale. Caaplasme, et onguent mercuriel.

5 novembre. Le malade a eu un accès de fièvre cette nuit; le périnée est douloureux, la miction a été fréquente. Sulfate quin., 0 40. Catapl. Bain.

6. La tumeur est un peu gonflée, chaude, douloureuse, le malade souffre à son niveau en urinant.

7. La poussée inflammatoire a cessé; la tumeur a repris son volume, la miction est devenue plus facile et moins douloureuse. Rien de nouveau les jours suivants.

10. La tumeur persiste; on passe les nos 6 et 8. La miction est toujours douloureuse.

11. Le no 9 passe.

12. La tumeur augmente de volume; *elle a toujours une grande dureté*; le malade a eu hier des frissons, de la fièvre, des douleurs de reins, des sueurs.

13. M. Guyon incise la tumeur sur la ligne médiane du périnée, sans aller jusqu'à l'urèthre; les tissus incisés sont excessivement durs et crient sous le bistouri. Catapl. Repos.

14. Les tissus se dégorgent et la tumeur diminue; il y a moins de douleurs en urinant.

16. Fièvre légère.

17. L'induration a diminué de volume et de consistance au niveau de l'incision; elle persiste dans la région scrotale. Bain.

18. Miction plus facile, moins fréquente. Jet assez fort, un peu de fièvre.

22. D'après le malade, la tuméfaction augmenta de temps en temps pour diminuer ensuite. Pas d'écoulement d'urine par la plaie. État général bon.

27. Le malade pisse bien, avec un peu de cuisson. L'incision est presque cicatrisée. Néanmoins l'induration persiste, mais elle est plus molle, plus mobile et moins volumineuse.

30. On recommence la dilatation par le nº 9 qui passe facilement; le 2 décembre, on arrive au nº 10.

Mais le lendemain 3, la tumeur recommence à augmenter. Elle devient douloureuse, ainsi que la miction; il semble au malade que l'urine s'engage dans un orifice. La plaie périnéale est cicatrisée.

4. Le nº 10 passe. La tumeur a beaucoup augmenté.

5. Le nº 9.

7. Le nº 11. La tumeur diminue.

8. La tumeur a de nouveau augmenté, elle est volumineuse et dure. On se décide à pratiquer l'uréthrotomie; la dilatation a déjà occasionné quelques accidents, légers il est vrai, mais elle se fait lentement et la tumeur augmentant, on serait exposé, si l'on tarde trop à rendre à l'urèthre son calibre, à voir de l'infiltration survenir, ou la tumeur s'enflammer.

9. P. 72, temp. 37º 4. Soir, p. 68, temp. 37º 4.

10. P. 88, temp. 37º 6. Le malade a pris sulf. quin. 0,20 et un lavement.

L'introduction de la bougie ne se fait qu'après qu'on a déplissé le canal avec la bougie nº 9.

Le conducteur cannelé passe assez bien. Lame 22 sur la concavité; une section à l'aller et au retour, une moins profonde un peu en avant de la principale. Douleur assez vive; écoulement d'une cuillerée de sang. Sonde n$_o$ 18 à bout coupé, causant un peu de douleur. Sulf. quin. 0 60, catap. graine de lin, 1 portion. Après l'opération, P. 72, temp. 37° 4. Soir, P. 68, temp. 37° 2, pas de céphalalgie, langue nette, urines claires, pas de douleurs de reins ni de frissons, légère douleur à l'anus.

11. P. 60, temp. 37$_o$ 3. Aucune douleur, céphalalgie très-légère, pas de maux de reins, langue un peu blanche, la tumeur n'a pas augmenté et n'est pas douloureuse. Soir, P. 60 temp. 37°. On enlève la sonde.

12. P. 60, temp. 37°, aucun accident. Soir, P. 60 temp. 36$_o$ 7.

13. P. 68. temp. 37$_o$ 1. La tumeur commence à diminuer, le malade pisse bien. Soir, p. 64, temp. 37°.

14. P. 72, temp. 37° 5. Aucune douleur, même en pissant, un peu d'écoulement, le malade s'est levé sans permission. Soir, P. 68, temp, 37° 2.

15. P. 60, temp. 37° 2. Soir, P. 76, temp. 37° 6. L'état continue à être excellent, et la tumeur diminue rapidement; le 20, elle est réduite des deux tiers.

24. Quinze jours après l'opération, la bougie n° 18 passe très-facilement, aucun accident; la tumeur a presque disparu. On continue à passer le n$_o$ 18, et le malade sort le 31.

Le 7 janvier, il vient voir M. Guyon. La tumeur a tout à fait disparu. Le malade pisse bien et passe le n° 18.

Obs. IV. (Salle Saint-Vincent, service de M. Guyon, hôpital Necker.)

Siméon (Pierre), âgé de 39 ans, cordonnier, né à Bossiliac, entre le 27 octobre 1869, à la salle Saint-Vincent.

Première chaudepisse il y a dix-huit ans, durant six mois. Depuis ce moment, il reste bien pendant 3 ou 4 ans. Il y a 4 ans environ, poche urineuse incisée par un interne du Midi. La fistule qui en résulte, dura un mois, puis se tarit.

Uréthrotomie faite par M. Civiale; le malade, sorti avec le canal libre, avait continué à se sonder une fois par mois au moins. On est obligé de diminuer les bougies depuis 2 ans. Il y a un mois on passait le n° 16, depuis ce moment le passage de la bougie est douloureux, et il y a de la difficulté pour uriner.

Exploration.— Le n° 21 est arrêté au niveau des bourses à peu près à un travers de doigt en avant d'une induration qui occupe le centre du périnée. La consistance des parties indurées extérieures est ferme ; peu de douleur à la pression. Le volume égale à peu près celui d'une noix, cette induration tient à l'urèthre et laisse parfaitement intactes les couches sous-cutanées. Le malade fait remonter le début de cette induration à six semaines. Le nº 13 s'avance jusqu'à l'induration où il est arrêté.

L'explorateur 9 ne franchit pas. L'explorateur 8 franchit complètement sans ressauts. Le malade passe le 9. (Repos, cataplasmes, bains.)

Le 3. Petit accès de fièvre.

Le 5. L'infiltration dure, limitée au niveau du périnée persiste ; fièvre et frisson cette nuit.

Le 8. L'infiltration diminue sensiblement.

Le 10. Bougie nº 8 à garder 3 heures.

Le 11. Bougie nº 9 ; même recommandation.

Le 13. Incision sur la ligne médiane du périnée.

Le 18. Les tissus se dégorgent vers l'incision, les parties avoisinantes sont engorgées.

Le malade a eu de la fièvre, mais dit uriner plus facilement; il urine facilement devant nous 250 grammes.

Le 19. Pas de fièvre.

Le 22. Le malade pisse mieux, n'a plus de fièvre, cependant la tumeur n'a pas sensiblement diminué.

Le 30. La plaie est à peu près cicatrisée, le malade urine fortement sans douleur, mais l'induration persiste en partie.

Le nº 9 qui passait difficilement, passe sans douleur et sans frottement.

10 décembre. Uréthrotomie interne, lame 22.

Un seul rétrécissement étendu et dur, sonde 8 à demeure.

Le 11. Le malade n'a pas de fièvre, sa tumeur périnéale n'est pas douloureuse, n'a pas augmenté de volume, la sonde fonctionne bien, on laisse la sonde à demeure.

Le 13. La tumeur a très-nettement diminué. Le malade continue à être sans fièvre.

Le 24. Le 18 passe très-facilement.

Le 25. Pas de fièvre ; nº 18.

Le 30. Le malade a de l'écoulement. Il pisse bien et sans douleur, on passe le nº 18.

Le 31. Exeat.

Il vient à la visite le 7 janvier. Il pisse bien. On passe le nº 18. La tumeur a disparu.

Obs. V (personnelle). — Rétrécissement de l'urèthre accompagné d'une tumeur périnéale dure.

Estremé, J.-B., 54 ans, marbrier, entré à l'hôpital Beaujon le 5 janvier 1874. Blennorrhagie à l'âge de 20 ans, traitée par des injections de nature indéterminée. Très-douloureuse au début; l'écoulement aigu a duré trois semaines, est devenu chronique et s'est perpétué à l'état de goutte militaire. Plus tard, gêne pour uriner, jet fin, projeté à peu de distance, s'interrompant de temps à autre, etc, en un mot les signes d'un rétrécissement. Celui-ci, devint, avec le temps, de plus en plus serré, et en 1854 le malade commença à en souffrir réellement. Pris à ce moment de rétention d'urine, il consulta un médecin qui, après lui avoir pratiqué un cathétérisme, lui conseilla de se passer des bougies de temps à autre, ce qu'il ne fit d'une manière régulière que pendant quelques mois. Cette négligence fit réapparaître les troubles de miction. C'est alors qu'il se décida à entrer à l'hôpital Beaujon dans le service de M. Dolbeau.

6 janvier. *Etat actuel*— On constate au périnée une tumeur de la grosseur d'un œuf de poule, située sur le raphé qu'elle déborde à peu près également des deux côtés, distante de l'anus de 2 centimètres 1/2 environ, et finissant en avant à la racine des bourses : elle est d'une dureté uniforme, ne présente aucune fluctuation. La peau qui la recouvre a conservé sa coloration et sa température normales; elle est mobile.

Si l'on embrasse la tumeur entre les doigts, en cherchant à déterminer ses connexions, on reconnaît qu'elle forme une masse compacte, sans ligne de démarcation avec l'urèthre.

La pression est à peine douloureuse, et le malade n'éprouve qu'un sentiment de tension dans le périnée.

On conduit dans l'urèthre une petite bougie exploratrice qui parcourt aisément la portion spongieuse jusqu'au bulbe, où elle est arrêtée par un rétrécissement. On la retire pour présenter une bougie n° 3, qui ne pénètre pas davantage. Cataplasmes sur la tumeur et sur le ventre; bain.

Le 7. On essaie inutilement de passer la même bougie, c'est alors qu'on introduit une bougie en baleine du même calibre, qui franchit facilement l'obstacle.

On l'y fixe à demeure, le malade la garde 5 jours; il n'en est point incommodé et l'urine coule par-dessus la bougie.

Le 11. Bougie n° 5 passe facilement. On la laisse également à demeure pendant cinq jours ; le malade pisse par-dessus.

Il la supporte bien ; seulement il se fait par l'urèthre un écoulement de pus assez abondant. *La tumeur périnéale a un peu diminué.*

Le 15. Bougie n° 8 passe sans difficulté. On la laisse à demeure.

Le 20. On passe une bougie n° 12 mais avec quelque difficulté, le malade urine cependant aussi bien qu'avec des bougies plus petites.

Le 25. On supprime les bougies. *On met une sonde à demeure n°* 12 qu'on laisse 5 jours. Le malade enlève le fosset aussi souvent qu'il veut uriner. La tumeur périnéale s'est considérablement amoindrie. Depuis plusieurs jours d'ailleurs, elle est devenue complètement indolente.

Le 30. La sonde est retirée; elle est tordue, ramollie, très incrustée. On en passe une nouvelle n° 14, avec quelque difficulté, mais une fois introduite, elle est bien supportée seulement pendant 3 jours. Le malade commence à souffrir ; il s'échappe du pus en abondance par le méat. La verge est un peu gonflée, avec rougeur de la peau.

1er février. La sonde est enlevée et on laisse reposer le malade pendant 15 jours. L'écoulement uréthral cesse. Le malade urine librement et sans douleur. Le jet est assez gros et bien cylindrique. Mais cette amélioration ne persiste pas, le canal se resserre et au bout de la quinzaine le jet est redevenu petit, contracté etc.

Le 15. On conduit lentement dans l'urèthre une bougie n° 8; elle franchit le rétrécissement en causant une douleur assez vive, mais arrivée au col de la vessie, elle est arrêtée. Elle ne peut se pousser plus avant. On lui substitue une bougie n° 3 qui passe et qu'on fixe à demeure.

Le 20. La bougie n° 3 est remplacée par une bougie n° 8, qui franchit le rétrécissement en provoquant de la douleur et un léger écoulement de sang. On l'y laisse à demeure.

Le 25. La bougie n° 8 est retirée et remplacée par une bougie de même calibre qu'on laisse à demeure, en la renouvelant tous les cinq jours.

Le 25 mars. Première séance de bougies Béniqué du n° 25 au n° 28.

Le 30. Deuxième séance du n° 26 au n° 35. Ce dernier numéro passe difficilement.

A partir de ce jour, les fonctions urinaires sont rétablies ; le malade ne porte *plus aucune trace de la tumeur qui a disparu graduellement sans modification aucune de ses caractères de dureté et de solidité.*

Obs. VI (1).

Kennaën, Charles, 50 ans, employé, entré le 5 février 1874. Ce malade a eu plusieurs blennorrhagies : il ne se rappelle pas l'époque de la dernière. Depuis quatre ans, le jet a toujours été en diminuant. A cette époque, le malade, étant à un enterrement, à la sortie du cimetière, s'aperçut qu'il ne pouvait plus uriner ; il vint alors réclamer les soins de M. Tillaux.

Examen actuel. — Induration chronique du scrotum et du fourreau de la verge, dû évidemment à l'infiltration lente de l'urine, consécutive à un rétrécissement. La verge est en tire-bouchon, déformation due à l'extrême rigidité de l'enveloppe cellulo-cutanée. En introduisant une sonde cannelée sous le prépuce, pour aller à la recherche du gland, on trouve celui-ci à 3 centimètres en arrière de l'ouverture préputiale. Le jet est en pomme d'arrosoir ; cette disposition provient de ce que l'urine s'écoule d'abord entre le gland et le prépuce, avant d'être rejetée au dehors ;

M. Tillaux formule le diagnostic suivant : *Induration urineuse du scrotum et du pénis consécutive à un rétrécissement.*

Le 11. Introduction d'une sonde cannelée jusqu'au niveau du point qui sépare le gland du prépuce. Section de celui-ci sur le dos de la verge, excision des deux lambeaux qui en résultent. Le malade urine convenablement après l'opération, bien que le jet soit très-réduit. Application de serre-fines.

Le 12. On enlève les serre-fines.

Le 13. Bougie n° 8 à demeure : le malade la garde pendant deux heures.

Le 14. Légers frissons dans la journée.

Le 15. Bougie no 8, le malade la garde pendant une heure.

Le 20. La bougie entre plus facilement que les jours précédents.

Le 22. A gardé la bougie pendant une heure et demie ; pas de nouveaux frissons.

(1) Nous devons la communication de cette observation et de l'observation II à l'obligeance de M. Tillaux.

Le 23. Bougie n° 9 à demeure.

Le 28. Bougie n° 11 à demeure. *On constate que l'induration scrotale a beaucoup diminué.* La miction est plus facile.

5 mars. Bougie n° 11 à demeure. Le scrotum est moitié moins volumineux que lors de l'entrée du malade. L'induration du pénis s'est également amoindrie, la sortie de la bougie donne issue à quelques caillots de sang. La miction se fait régulièrement.

Le 15. Bougie n° 11. Ce malade n'étant pas satisfait du traitement, sort sur sa demande.

A. Parent, imprimeur de la Faculté de Médecine, rue M. le-Prince. 31

www.ingramcontent.com/pod-product-compliance
Ingram Content Group UK Ltd.
Pitfield, Milton Keynes, MK11 3LW, UK
UKHW020505180726
13839UKWH00004B/1903

9 782329 116396